LES
BAINS D'AUDINAC

ET LE

PAYS DU COUSERANS

AVEC

DES DÉTAILS SUR LES VERTUS DE CES EAUX MINÉRALES, DES
OBSERVATIONS THÉRAPEUTIQUES ET MÉDICALES, ETC.

Suivis

D'UN ITINÉRAIRE DANS LES ENVIRONS

A L'USAGE DES BAIGNEURS,

PAR

H. CASTILLON (D'ASPET),

Auteur de l'Histoire des Populations Pyrénéennes, du Nebouzan et du pays
du Comminges; de l'Histoire de Bagnères-de-Luchon, etc.

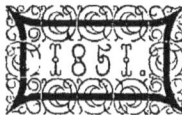

1851

Se Vend :

| TOULOUSE, | SAINT-GIRONS, |
| Ansas, libr., rue des Balances, 7. | Morère, maître-d'hôtel. |

Dépôt : Aux Bains d'Audinac.

LES

BAINS D'AUDINAC

ET LE

PAYS DU COUSERANS.

LES
BAINS D'AUDINAC

ET LE

PAYS DU COUSERANS

AVEC

DES DÉTAILS SUR LES VERTUS DE CES EAUX MINÉRALES,
DES OBSERVATIONS THÉRAPEUTIQUES ET MÉDICALES, ETC.

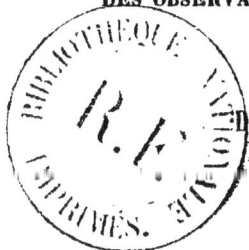

Suivis

D'UN ITINÉRAIRE DANS LES ENVIRONS

A L'USAGE DES BAIGNEURS,

PAR

H. CASTILLON (d'Aspet),

Auteur de l'Histoire des Populations Pyrénéennes, du Nebouzan et du pays
du Comminges ; de l'Histoire de Bagnères-de-Luchon, etc.

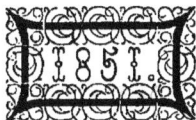

1851

 (cachet : BIBLIOTHÈQUE NATIONALE — R.F. — IMPRIMÉS)

Se Vend :

TOULOUSE,
Ansas, libr., rue des Balances, 7.

SAINT-GIRONS,
Morère, maître-d'hôtel.

Dépôt : Aux Bains d'Audinac.

1851

OUVRAGES DU MÊME AUTEUR.

HISTOIRE DES POPULATIONS PYRÉNÉENNES, DU NEBOUZAN ET DU PAYS DE COMMINGES; 2 gros vol. in-8º de 500 pages chacun, imprimés aux frais du conseil-général de la Haute-Garonne.

HISTOIRE DE BAGNÈRES-DE-LUCHON ET DES VALLÉES ENVIRONNANTES, avec des Notices sur les Bains de Siradan, d'Encausse et de Ganties; 3e édition, 1 fort vol. in-8º.

HISTOIRE D'AX ET DE LA VALLÉE D'ANDORRE, avec des notices historiques sur les Bains d'Ussat et d'Audinac, 1 fort vol. in-8º.

DEUX ANS D'EXIL, ou Histoire de la dernière Révolution romaine; 1 vol. in-8º.

DES MOEURS, DE LA RELIGION ET DE LA LANGUE DES ANCIENS CONVENÆ; 1 vol. in-8º.

MÉMOIRE SUR LA COMPARAISON DE LA LITTÉRATURE LATINE ET DE LA LITTÉRATURE FRANÇAISE; ouvrage couronné par l'Académie des Sciences de Toulouse; brochure in-8º.

DE LA RÉFORME DES PRISONS ET DU SYSTÈME PÉNITENTIAIRE; 1 vol.

L'IMPOT SUR LE SEL; brochure in-8º.

CLÉMENCE-ISAURE, roman historique; 1 fort vol.

Sous Presse :

HISTOIRE GÉNÉRALE DU PAYS ET DU COMTÉ DE FOIX; 2 gros volumes in-8º de plus de 500 pages chacun.

LES BAINS D'AUDINAC.

I

Audinac est un groupe de maisons situé dans un vallon, à
10 kilomètres environ de Saint-Girons, sur la route qui conduit de cette dernière ville à Toulouse, en passant par le
Mas-d'Azil. Des montagnes boisées, des côteaux délicieux,
de petites plaines arrondies, entourées d'une belle végéta-
tion, forment un cadre admirable de verdure. Un magnifique
horizon s'étend de toutes parts lorsqu'on s'élève sur les monts
qui avoisinent l'établissement.

C'est dans le vallon d'Audinac et presque à son extrémité
qu'est située la source d'eau minérale. Selon l'étymologie d'Audinac, le mot *ac* qui sert de terminaison à son nom, et qui
signifie en abréviatif *aquæ* (eaux), et le mot *di* qui entre dans
sa composition et qui signifie *dieux*, indiqueraient que, dans les
temps anciens, cette localité ou cette source aurait été con-
sacrée *aux dieux des eaux*, ainsi que les Romains avaient
l'usage de le faire pour toutes leurs eaux thermales. Cet usage
se trouve notamment confirmé, dans les Pyrénées, par les

nombreux monuments qu'on y a découverts et qu'on y découvre tous les jours.

Quoi qu'il en soit, la source d'Audinac est très abondante et donne environ un hectolitre d'eau par minute. Le terrain qui l'environne est d'une couleur noirâtre et tourbeux ; de grosses bulles gazeuses se dégagent par intervalle du fond de la source, et l'eau en est incolore, avec cette particularité qu'au toucher elle se trouve être douce et onctueuse. Quant à la température de la source, elle est de 22° centigrades, ce qui la rend sensiblement thermale. Mais il est plus que probable qu'elle le serait bien davantage si on prenait l'eau à une plus grande profondeur.

Mais avant d'entrer dans les détails qui concernent l'établissement en lui-même, les vertus de ses eaux minérales, les observations thérapeutiques qu'elles ont fournies, les guérisons médicales obtenues par elles, les embellissements nombreux qui ont été exécutés tout récemment, en un mot, tous les agréments qu'offrent en ce moment les bains d'Audinac, nous devons faire connaître le pays si intéressant, sous le rapport historique, au milieu duquel ils sont situés.

Le département de l'Ariége, placé vers le centre de la chaîne des Pyrénées, dans la partie la plus élevée du versant occidental, offre ce fait fort remarquable : c'est que ses eaux sont les plus éloignées de toutes celles qui des Pyrénées coulent dans l'Océan. De sorte qu'à la limite de l'Ariége et de l'Aude, les eaux s'épanchent dans deux courants inverses qui les conduisent aux deux mers opposées qui baignent la France. Ce département se divise, en outre, en deux parties bien distinctes : la première, qui comprend le bassin de l'Ariége, qui formait autrefois l'ancien comté de Foix ; et le bassin du Salat, qui comprenait l'ancien Couserans. Cette division politique se trouvait formée naturellement par une longue rami-

fication de montagnes qui commence, par son extrémité sud,
à la haute chaîne des Pyrénées, et qui aboutit graduellement, en
se dirigeant vers le nord, auprès de la ville de Foix. Quatre
ports ou passages ouverts sur les montagnes mettent en communication le Couserans et le comté de Foix ; ce sont : le
port de *Coumebière*, entre Aulus et Saleich, qui sert de passage aux voyageurs qui se rendent de Vic-Dessos à Aulus ;
le port de *Suc,* qui communique par deux cols bifurqués, l'un
avec la vallée de Massat et l'autre avec celle d'Ercé ; le port
dit *del Port*, qui sert de passage entre Massat et Saurat ; on
l'a choisi pour le tracé d'une route départementale qui va s'ouvrir et qui reliera le haut comté de Foix avec le haut Couserans ; enfin, le port *del Bouch*, espèce de col qui s'ouvre entre
Labastide et Foix, et que l'on ne peut considérer que comme
une longue et forte côte.

La différence qui existe entre les habitants du comté de
Foix et ceux du Couserans est très notable, malgré les nombreuses relations qu'avaient entr'eux les habitants de ces deux
pays, soit dans les temps anciens, soit dans les temps modernes. Les mœurs, le langage, les habitudes diffèrent essentiellement entre ces deux populations. Notre intention n'est
pas d'entrer dans les détails qui les concernent ; nous en avons
établi la différence d'une manière indubitable dans un autre
ouvrage (1). Nous ne voulons aujourd'hui que faire connaître
rapidement ce qu'on appelait autrefois le pays du *Couserans,*
le seul qui, en ce moment, se rattache d'une manière spéciale
à notre sujet.

Le nom de Couserans vient de l'ancien mot latin *Conserani ,*
ou mieux *Consorani ,* dont nous avons parlé longuement

_____

(1) Voir notre *Histoire générale du pays et du comté de Foix*,
tomes I et II.

ailleurs (1). Les peuples qui portaient ce nom formaient , sous la période romaine, une grande confédération qui se rattachait par son origine, ses institutions et ses lois, à la grande confédération des *Convenæ*. Les auteurs anciens les comptaient au nombre des neuf peuples qui composaient ce qu'on appelait la Novempopulanie ou Aquitaine. Les auteurs modernes, et surtout les géographes , ont donné indifféremment à ce pays les noms de *Conserans*, *Coseran*, *Couzeran* et *Couserans*. Ce dernier mot a été le seul adopté de nos jours.

Sous le rapport géographique, le Couserans est situé à l'extrême frontière des Pyrénées, sur la ligne qui conduit de Toulouse en Aragon , où les vicomtes du pays avaient des possessions. Il est arrosé par le Salat et ses affluents, qui le parcourent dans tout son bassin, et se trouve placé à égale distance des deux mers, entre le bassin de l'Ariége et celui de la Garonne. La topographie de ce pays présente, dans sa configuration, la forme d'une feuille de vigne dont les nervures correspondraient à autant de rivières ou de vallées , et qui convergeraient vers une ligne principale qui serait le Salat.

Les montagnes du Couserans diffèrent essentiellement de celles du pays de Foix, en ce sens qu'elles sont généralement boisées, couvertes de champs ou de prairies. Ainsi , la vigne, le pêcher, le figuier et la plupart des arbres fruitiers du Midi croissent dans les vallées et sur presque toutes les collines. Le noyer et le pommier y paraissent indigènes. Les fraises et les framboises abondent dans les bois, et sont plus savoureuses et plus parfumées que celles des jardins. Toutes les productions de ces montagnes se ressentent de la vigoureuse for-

---

(1) Voir notre *Histoire des populations pyrénéennes, du Nébouzan et du pays de Comminges,* tome I, page 89 ; tome II, page 425.

mation de ce sol antique où des races primitives s'étaient donné
en quelque sorte rendez-vous.

Parmi ces races diverses, il faut distinguer les *Consorani*,
qui en furent les premiers habitants connus, et qu'on peut re-
garder à bon droit comme étant d'origine celtique. Ces peuplades, qui, comme nous l'avons déjà dit, formaient, sous un
nom commun, une grande confédération, s'établirent dans ces
montagnes, et s'y défendirent contre tous les envahisseurs qui
en voulaient à leur indépendance et à leur nationalité. Les
premiers conquérants contre lesquels les *Consorani* eurent à
défendre leur liberté furent les Romains. Pompée, le vain-
queur de Sartorius, celui-là même qui s'était mis à la tête de
la ligue de l'indépendance ibérienne, accourant de la Gaule-
Narbonnaise, commença sa campagne contre les confédérés
des Pyrénées qui ne voulaient pas se soumettre au joug de la
conquête. Après avoir dompté les *Convenœ* et les *Arovovul* qui
occupaient les montagnes des bords de la Garonne, et dont la
capitale fut plus tard *Lugdunum,* aujourd'hui Saint-Bertrand-de-
Comminges, il vint s'établir dans la cité des *Consorani,* que l'on
suppose avoir été bâtie sur le même endroit où se trouve aujourd'hui Saint-Lizier. D'autres écrivains donnent à la capitale
des *Consorani* le nom d'*Austria.*

Mais nous croyons que ces deux noms signifient la même
ville, avec cette différence que celui de *Consorana* est le nom
ancien ou celtique, c'est-à-dire son nom primitif, et que celui
d'*Austria* n'est que le nom romain qui lui fut imposé après la
conquête. Le nom d'*Austria* lui viendrait, en effet, du mot
auster, vent d'Espagne auquel la cité était exposée par sa
situation topographique. Plus tard, Crassus, lieutenant de César,
ayant terminé la conquête de l'Aquitaine, surveilla les démar-
ches des vaincus, et fit pénétrer parmi les peuplades à moitié
soumises les germes de la civilisation romaine.

C'est principalement à cette époque qu'il faut rapporter l'existence des monuments qui ont été découverts dans nos temps modernes, et qui indiquent toute l'importance politique, civile et religieuse qu'acquit alors le pays du Couserans. Les remparts de Saint-Lizier, qui, du côté de l'ouest, sont encore debout, portent les traces de l'art romain qui a présidé à leur construction, soit dans le ciment, soit dans les matériaux qui ont servi à leur édification. Des restes de tours qu'on voit épars çà et là, des débris antiques, des fondements conservés, et qui témoignent que des constructions y ont été élevées à une date très reculée, prouvent que l'ancienne cité avait plus d'étendue que la ville moderne. Au pied du rempart, attenant la porte *Nargua,* on voit l'ouverture d'aqueducs bâtis avec des fragments précieux de sculpture. Des lettres indiquant des inscriptions peuvent se lire à peine au milieu d'ouvrages de maçonnerie. Quelques maisons particulières présentent des débris semblables. Dans les murs de l'église, on voit encore des entablements de marbre blanc, cannelés, chargés d'ornements et sculptés en feuilles d'acanthe qui paraissent avoir appartenu à d'autres temples, et qui rappellent l'antique splendeur de la cité romaine.

Le souvenir du culte des anciens dieux y survit à Saint-Lizier dans une image en marbre de *Janus,* avec sa double figure trouvée dans l'intérieur d'un autel en 1771, dans le fragment d'un frontispice en marbre, avec une inscription en l'honneur de Minerve (1) (cette inscription est incomplète, le

---

(1) MINERVAE
      BELISAMAE
      SACRVM
      Q. VALERIV
      MONTAN

marbre étant brisé ; elle est placée de travers au pilier de gauche de la grande arche du pont jeté sur le Salat) ; dans un
autel votif trouvé à Lescure avec cette inscription : « *A Jupiter
très grand, très bon, auteur des beaux temps* » (1) ; enfin, dans
les noms de Montjoie (Mons-Jovis, *montagne de Jupiter*), de
Mont-de-Marsan ou de *Mars,* donnés à des monticules où les
Romains allaient sans doute faire des sacrifices. Jupiter et
Vénus recevaient aussi des adorations dans la cité des *Consorani.* Les divinités celtiques, telles que la déesse *Andei,* y recevaient même des hommages religieux (2). Un petit tombeau
découvert depuis peu d'années porte sur ses quatre faces une
inscription fruste qui témoigne avoir été élevé en l'honneur de
quelque divinité par suite d'un vœu particulier (3).

Ainsi, dans le pays des *Consorani,* comme dans celui des
Convenœ, on se trouve toujours en présence d'une double
mythologie : l'une celtique, dont les monuments religieux
abondent (4); l'autre romaine, qui a laissé des traces profon-
des. Si l'on cherche à expliquer cette espèce de fusion entre
les dieux des indigènes et les dieux des vainqueurs, on en
trouvera la raison dans l'intention civilisatrice des conquérants
sur ce pays. Lorsque les Romains s'emparèrent de la contrée
des *Consorani,* il existait dans les croyances des habitants une
religion particulière. Ce culte pyrénéen, gaulois, celtique, ibé-
rien, comme on voudra l'appeler, était national pour eux : de

---

(1) IOM
AVCTORI
BONARVM
TEMPES
TATIVM
VAL^{vs} IVSTUS

(2) DEAE ANDEI
LAEVINVS
LAETITIAE
V. S. L. M.

(3) AddoLEN
VS EPS
FLAVIAN
VS. SIBI

(4) Voir notre *Histoire des Populations pyrénéennes,* etc., tom. I,
pag, 85 et *seq.*

sorte que les dieux indigènes furent adorés sous la domination romaine, soit par les Romains qui remarquaient dans quelques-unes de ces divinités certains attributs ou symboles qui ressemblaient à ceux de leurs dieux, soit par les vaincus eux-mêmes, quoique ces divinités fussent désignées sous des noms empruntés à la théogonie des vainqueurs. La mythologie celtique-pyrénéenne se fondit ainsi avec la mythologie romaine, ce qui explique, au reste, le mélange de divinités qu'on retrouve dans l'histoire religieuse des populations pyrénéennes sous la période qui comprend la conquête des Gaules.

Le Couserans se montra plus facile à accepter les doctrines de l'Evangile que les croyances du paganisme, sans doute parce que les apôtres des premières s'annoncèrent comme des libérateurs aux peuples de ces contrées, tandis que les secondes leur furent imposées par d'insolents dominateurs. Aussi est-ce vers les premiers siècles de l'ère chrétienne que la religion du Christ fut répandue dans le pays des *Consorani*. On lit, en effet, que saint Paul de Narbonne, ayant trouvé la foi suffisamment établie dans le Couserans, jugea inutile de l'y prêcher, et s'arrêta à Narbonne (1). On a trouvé à Caumont un tombeau avec cette inscription : *Sergius Paulus à sa très chaste épouse* (2), ce qui a fait supposer que Sergius Paulus, proconsul de Paphos que convertit saint Paul, pourrait bien être le même que celui qui est indiqué sur ce monument. Sans entrer dans la discussion de ce fait isolé, il est évident seulement que le christianisme fut connu dans ces montagnes longtemps avant de l'être dans le reste des Gaules ; et que saint Valier, contemporain de saint Paul de Narbonne, de saint Sernin de Toulouse, de saint Martial d'Aquitaine et de saint

---

(1) Manuscrit aux archives du chapitre de Saint-Lizier.
(2) SERGIVS PAVLVS VXORI CASTISSIMAE.

Denis de Paris, fut le premier évêque de ce pays. La plus
haute montagne du Couserans, le mont Saint-Valier, porte son
nom ; son tombeau est en grande vénération à Saint-Lizier ;
à Saint-Girons, on lui a consacré une paroisse, et dans une
procession annuelle qu'on fait au Mont-Marsan, on voit son
buste en bois doré qu'on porte en signe de religion et afin
d'honorer les reliques qu'il renferme.

Tandis que le christianisme répandait dans le Couserans les
semences de la foi nouvelle, les barbares venaient, de leur
côté, apporter le ravage et la destruction dans ces mêmes
contrées. En vain, l'année 415, Honorius comprit-il le Couserans au nombre des provinces cédées aux Goths, afin d'ar-
rêter leur invasion; en vain les paysans des Pyrénées repre-
naient-ils leurs armes pour disputer le passage des montagnes
à ces hordes barbares : ils surmontaient tous les obstacles.
Les cités de Caumont, de Vic, situées au confluent du Salat
et du Garbet, de Bourg-sous-Vic, aujourd'hui Saint-Girons,
de Villa-Augusta (*Aoust* ou *Oust*), se virent démantelées, leurs
remparts détruits et les habitants dispersés par la force, obligés
d'aller chercher des refuges au sein des vallées les plus re-
tirées.

Cette invasion ne s'arrêta pas aux Goths seulement du
v⁰ siècle; elle se continua encore par les Visigoths, qui vinrent,
en 708, à la tête d'une armée innombrable, assiéger la ville du
Couserans. Commandés par leur chef Ricosuinde, ils assiégè-
rent la cité, qui allait tomber dans leurs mains lorsque les
habitants, ayant imploré le secours de saint Lizier, leur évêque, virent les Visigoths prendre la fuite, épouvantés, dit-on,
par une vision qui venait du ciel (1).

---

(1) Vie de saint Lizier, par le père Labbe.

Quelques années plus tard, les Couseranais furent moins heureux contre les Sarrasins, auxquels des Visigoths, introduits comme auxiliaires, ouvrirent, par trahison, les portes de la ville, appelée alors *Austrie* par les chroniqueurs anciens. Cette fois, elle fut saccagée de fond en comble, et saint Lizier ne dût son salut qu'à une fuite précipitée, se dirigeant vers Tarbes, où il présida à l'administration ecclésiastique de la ville (1). « Les Sarrasins, disent les auteurs de la vie de saint Lizier, « s'étant emparés du Couserans, abattaient, coupaient, « brûlaient, rasaient les églises, basiliques, palais, édi- « fices et maisons à la hâte, voulant prévenir l'arrivée de « Charles-Martel, dont le secours vint trop tard. » C'est à la suite de cette destruction d'Austrie, que saint Lizier rentra dans sa métropole, qu'il releva de ses ruines. Depuis cette restauration, elle quitta son ancien nom pour prendre celui de **Saint-Lizier** (*Fanum sancti Lycerii*) (2). Cet évêque, originaire de Portugal, gouverna pendant quarante-quatre ans l'église du Couserans, où il a laissé un souvenir impérissable de la justice, de la sagesse et de la sainteté avec lesquelles il remplit son pouvoir temporel et spirituel. On admire, de nos jours, dans l'église de Saint-Lizier, un buste en argent qui renferme ses reliques et qui est orné de pierres précieuses et d'arabesques gravées avec beaucoup d'art. Un médaillon qui est enchâssé sur la poitrine du buste, et qui est peint sur cuivre, paraît reproduire ses véritables traits. Son bâton pastoral formé d'un bois dur, surmonté d'une crosse en ivoire et parsemé d'incrustations en argent, un lambeau de l'étoffe riche de sa

---

(1) Hymne à Saint-Lizier : *Urbem regebat Tarbiam,*
Idem pastor et Austriam.

(2) Voir notre *Histoire du pays et du comté de Foix*, tome I, pag. 354 et *seq.*

mitre sur laquelle apparaissent semés çà et là de petits crois-
sants, sont deux objets d'art fort précieux.

Les courses incessantes des Sarrasins en deçà des Pyrénées,
les ravages sans nombre qu'ils occasionnaient dans les pays-
frontières engagèrent Charlemagne à mettre ces montagnes à
l'abri de leurs attaques. En conséquence, il créa des comtés
au nombre desquels étaient ceux du Couserans et du Comminges, qui se trouvèrent parfaitement constitués vers le ixᵉ siècle.
Mais le premier se rattachant d'abord à l'évêché du Couserans et à son chapitre, on comprit qu'une pareille dignité ne
pouvait être ni stable ni bien défendue entre les mains des
membres du clergé; on mit une partie du Couserans sous la
dépendance du Comminges, et une autre partie sous celle du
comté de Foix, d'où ce pays releva, dans la suite, avec le titre
de vicomté (1) ; de sorte que depuis ce moment, son histoire
se lie à celle de ces deux comtés.

Mais le Couserans, sous le rapport ecclésiastique, fut parfaitement distinct, et, en cela, il eut une administration particulière. Il a compté soixante-dix évêques qui se sont partagé
l'autorité temporelle primitivement avec les comtes de Comminges, non sans avoir eu entre eux de graves démêlés. Ainsi,
Bernard Iᵉʳ, en 1091, étant entré frauduleusement dans la ville
du Couserans, s'en rendit maître, prit les habitants avec leurs
meubles et mit le feu à la ville. Elle resta sept ans sans habitants, le comte ne voulant pas permettre sa reconstruction si
on ne lui en donnait une partie. Comme l'évêque Pierre, son
oncle, ne voulait pas y consentir, il le fit conduire avec une
forte garde dans le faubourg de Saint-Girons et l'y retint sept
ans.... Quelque temps après, ayant été mortellement blessé,

(1) Voir notre *Histoire des populations pyrénéennes, du Nébouzan
et du Comminges,* tome II, page 65 et *seq.*

touché de repentir, il restitua ce qu'il avait pris, et, en réparation des dommages, il légua à l'évêque vingt chevaux et quatre vignes qu'il avait à Saint-Lizier (1). — Quelques années plus tard, Bernard III, à l'imitation de son aïeul, saisit de force les deux tiers de la ville et en jouit jusqu'au temps des croisades ; il en chassa les trois évêques Antoine, Laurens, Navarre, et s'empara des biens et meubles des églises, des terres et possessions des ecclésiastiques et des habitants. Il fit bâtir un moulin et une tour, qui existe encore depuis 1120. Mais, à l'arrivée du vicomte de Couserans, de Simon de Montfort et des croisés, Bernard comte de Comminges fut forcé de subir le jugement des évêques, qui déclarèrent que la seigneurie de la ville appartenait à l'évêque, ainsi que le moulin, la tour contiguë, etc. (2).

Parmi les évêques du Couserans, nous citerons les suivants qui se sont distingués des autres par des actes dont le souvenir est resté gravé dans le cœur des populations du Couserans :

Hector d'Ossun, le premier d'entr'eux, était évêque en 1548. Il chassa les protestants de son diocèse, jeta les fondements de l'hôpital de Saint-Lizier, et légua, après sa mort, tous ses biens aux pauvres.

Pierre de Marca occupait le siége épiscopal du Couserans en 1642. C'était un savant très distingué, et l'auteur de l'histoire du Béarn écrite en latin. Il se montra l'ardent adversaire des jansénistes, et fut d'abord, pour cela, promu à l'archevêché de Toulouse, et plus tard à celui de Paris. Mais il mourut au moment où il venait de recevoir la bulle d'institution.

---

(1) Voir notre *Histoire des populations pyrénéennes, du Nébouzan et du pays de Comminges*, tome I.
(2) Ib.

Bernard de Marmiesse, en 1654, se montra excellent ad-
ministrateur. Par ses soins, l'hôpital fondé par Hector d'Ossun
fut agrandi, et il construisit, de plus, un magnifique évêché
recevant dans toute sa longueur le soleil à son midi, et fai-
sant encore, dit l'auteur d'une notice sur ce prélat, l'admiration des étrangers. Il fut enseveli dans le cimetière de
l'hôpital.

Joseph de Verceil (1751) établit à Saint-Girons les Sœurs
de la Charité de Nevers. « Ce prélat fit bâtir à ses dépens
« un grand, beau et commode hôpital sur les restes de l'an-
« cienne maison canoniale bâtie sous le règne de saint Lizier. »
C'est aujourd'hui le côté gauche de la maison départementale
destinée aux aliénés. M. de Verceil institua, en outre, cet hôpital héritier universel de ses biens, qui se portaient à 54,000
livres de rente.

Le dernier évêque du Couserans fut Dominique de Lastic
(1779). Député par le clergé pour se rendre à l'assemblée
des états-généraux en 89, il quitta Paris à l'époque où commença le procès de Louis XVI, et se retira en Allemagne, où
il mourut l'année 1798.

Le concordat de 1808 supprima l'évêché du Couserans, et,
par suite, son diocèse, qui a compté d'abord jusqu'à quatre-
vingt-deux églises paroissiales. Elles étaient réduites à soixante-
trois à la Révolution de 93, plusieurs démembrements ayant
été faits au profit des évêchés de Pamiers, de Rieux et du
Comminges.

Les monuments religieux ne laissent pas que de montrer des
restes de l'ancienne splendeur du petit diocèse du Couserans.
Nous citerons, parmi eux, l'église paroissiale de Saint-Lizier,
où l'on peut admirer des peintures sur bois qui ont un certain
mérite. Les boiseries qui décorent le chœur de l'église de
l'évêché sont remarquables par les sculptures faites, dit-on,

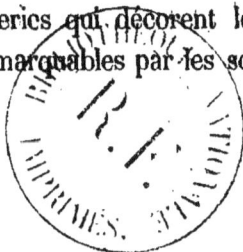

2

par le ciseau des chanoines eux-mêmes. Le clocher byzantin qui est à Montjoie se recommande par sa structure. L'église de Saint-Sernin à Soueix, celle de Saint-Pierre à Ercé, et l'église de *Vic*, dans le canton d'Oust, passent pour avoir une très haute antiquité. Cette dernière, qui a la forme triangulaire, offre une voûte composée en quadrilatères, au milieu desquels on voit des peintures représentant des têtes de saints parfaitement conservées. L'église de Luzenac et les chapelles du Calvaire à Castillon et de Montfaucon, au-dessus des carrières d'Aubert, méritent d'être visitées.

Mais au nombre des merveilles du pays du Couserans, il ne faut pas oublier celle qui les résume toutes et qu'on appelle la vallée de Castillon, ou mieux encore le Castillonnais. Le bourg de Castillon, ancienne châtellenie dépendante des comtes du Comminges, aujourd'hui chef-lieu d'un canton populeux, est situé au débouché de trois vallées qu'il domine. L'une de ces vallées, qui descend perpendiculairement de la haute chaîne qui sépare la France de l'Espagne, c'est le Biros ; l'autre, qui s'étend du côté des montagnes qui la séparent du canton d'Oust, c'est le Betmale. La troisième est la Bellongue, qui longe les montagnes qui sont entr'elle et le canton d'Aspet.

De ces trois vallées découlent trois ruisseaux qui, réunis dans le bassin de Castillon sous le nom de Lez, descendent par une quatrième vallée, celle d'Engomer, jusqu'à Saint-Girons, où ils vont grossir le Salat. Le caractère général et distinctif de la vallée de Castillon est la fertilité du sol et le perfectionnement de la culture. L'abondance des eaux, la douceur du climat, la quantité de terre végétale, tout y favorise l'agriculture et y multiplie les récoltes. Aussi reconnaît-on au premier coup-d'œil, dans le bourg de Castillon, le chef-lieu d'un de ces pays qui se suffisent à peu près eux-mêmes, et où le besoin ne

stimule pas l'industrie. La ville compte à peine un millier d'habitants ; mais le canton entier en a plus de dix-sept mille.

On voit sur une hauteur qui domine l'entrée de la vallée de
Biros, où se trouve maintenant un calvaire avec trois croix de
bois, les ruines de l'ancien château qui a donné primitivement
le nom à ce bourg. Si le souvenir du château n'est plus vivant
dans l'esprit des habitants de Castillon, il revit néanmoins dans
une rue étroite et escarpée qui servait évidemment d'avenue
autrefois, et qui s'appelle toujours la *rue du Château*. Mais la
plus belle antiquité de ce lieu est sans contredit la chapelle
du calvaire dont nous avons déjà parlé, et qui était anciennement comprise dans le château. Cette chapelle date évidemment du xie siècle, et appartient à cette période de transition
dans l'architecture connue sous le nom de style roman.

C'est surtout dans la Bellongue (*vallis longa*), la plus peuplée
et la plus riche de ces trois vallées, qu'il faut admirer la plus
belle culture et la plus luxuriante fertilité. Dans une longueur
d'environ trois lieues se presse une population de plus de dix
mille âmes. Au milieu s'élève la colline ou plutôt la montagne
de Bazan, couronnée par son village et toute cultivée de haut
en bas ; tandis que, à ses pieds, la vallée tout entière apparaît
éblouissante de fraîcheur et de prospérité. Les arbres sont
nombreux dans la Bellongue ; mais ils sont en général peu
touffus. On y trouve en abondance le frêne, l'érable, le hêtre,
le châtaigner, en un mot, tous les arbres des vallées.

La Bellongue finit à Saint-Lary, joli village caché dans une
gorge, au pied de magnifiques forêts de hêtres. Cette gorge
est célèbre dans tous les pays par ses *pantières*. On appelle
ainsi un col au haut des montagnes, où se fait tous les ans la
chasse aux *biscts* ou pigeons fuyards. Nous avons décrit longuement ailleurs cette chasse originale et gaie à la fois. Un
immense filet est tendu à travers du col. Dès qu'un vol de

bisets est signalé, des hommes cachés dans des huttes placées au haut de longues perches effraient ces oiseaux en lançant au-dessus de leurs têtes des morceaux de bois garnis d'ailes, imitant le faucon ; le vol s'abaisse, le filet s'abat, et des centaines de bisets sont pris à la fois. L'époque de cette chasse, qui a lieu ordinairement dans le mois de septembre et au commencement d'octobre, est l'occasion d'une fête annuelle pour Saint-Lary, où l'on accourt de tous côtés.

L'entrée de la vallée de Biros ressemble à la Bellongue : c'est à peu près la même richesse et la même culture ; mais en remontant, le spectacle change peu à peu, et dès les premiers pas qu'on a faits, on voit se dresser devant soi les rochers neigeux de la haute chaîne des Pyrénées avec ses mille accidents et ses divers paysages. La vallée proprement dite finit à Sentein, petit village au milieu des prairies, ayant une vieille église entourée d'une enceinte fortifiée. Les montagnes qui dominent ce village sont âpres et escarpées, et leurs sommets servent de base aux glaciers du Mont-Crabère et du Tuc de Mauberne. Au-dessus de Sentein commence une gorge qui remonte rapidement jusqu'à la chaîne, et qui soutient sur un de ses plateaux les plus élevés une petite chapelle, connue dans le pays sous le nom de *Chapelle de l'Izard*. Là s'ouvrent des *ports* ou passages dans les montagnes qui conduisent dans la vallée d'Aran qui n'est séparée de Biros que par une barrière de granit.

Néanmoins la vallée de Biros communique habituellement avec l'Espagne par le port d'Orle, situé à l'extrémité d'un vallon latéral. Vers le milieu de la grande vallée, on tourne brusquement à gauche, et l'on s'enfonce dans ce vallon étroit, mais pittoresque, où les montagnes en se rapprochant ne laissent souvent de place qu'au ruisseau. Après deux heures de marche, on arrive au pied du port où se trouve la dernière maison française appelée la *Pucelle,* et cela après avoir par-

couru des chemins incommodes, mais peu dangereux. Ce lieu
est sombre et pittoresque ; mais si l'on suit le sentier d'Orle et
que l'on gravisse la montagne, le spectacle, arrivé au sommet,
est des plus majestueux et des plus grandioses , car on domine
de ce point les deux versants des Pyrénées, les vallées fran-
çaises et les vallées espagnoles.

C'est aussi dans un village du Biros qu'est né le fameux
comte d'Espagne, qui fut gouverneur de la Catalogne sous
Ferdinand VII et qui mourut si misérablement dans les flots
de la Segra par la trahison de la junte de Berga. On voit près
de la route les débris du château d'où sortit ce génie français
qui régna en souverain sur la plus belle moitié de l'Espagne,
et dont la puissance se trouva ensuite ruinée comme l'habita-
tion de ses pères.

Le Betmale, considéré sous le rapport topographique, est
moins une vallée particulière qu'un des affluents du Biros; mais
par un concours de circonstances singulières, ce coin des Pyrénées est resté un de ceux qui sont les plus isolés et les plus
caractéristiques. Il forme, au milieu des montagnes, une sorte
de république pastorale qui a conservé des mœurs primitives
et des costumes originaux. On va visiter, dans les hauteurs
qui terminent ce pays, un petit lac sans importance, creusé
par la nature au milieu des forêts ; les abords et les alentours
de ce lac sont très remarquables en ce qu'ils offrent le spectacle
toujours frappant d'une forêt de hêtres presque vierge ; le tor-
rent qui s'en échappe forme aussi, en se dérobant sous une
usine suspendue sur l'abîme, une des plus belles cascades des
Pyrénées. Mais le lac, les forêts, la cascade, rien de tout cela
n'est aussi curieux que le caractère général du Betmale, avec
son entrée escarpée et étroite, ses paisibles pâturages, ses
troupeaux, le vaste bassin de prairies qui le dessinent et sa
population de bergers.

On ne compte dans la vallée de Betmale que seize cents âmes environ, réparties entre six villages ; de là un air de paix, de silence et de solitude qui contraste singulièrement avec l'agitation voisine de la Bellongue ; de là aussi la beauté particulière de la race d'hommes qui l'habite, et qui n'a sa pareille dans les Pyrénées que chez les Basques des vallées occidentales. Le village d'Ayet est le plus important de la vallée. Le costume des Betmalaises est surtout le plus élégant que l'on connaisse ; il se compose ordinairement d'une veste rouge, régulièrement coupée à la taille, avec des manches plates qui terminent au coude par des manchettes, et laissent le reste du bras nu. Une jupe ordinairement verte ou bleue, très plissée sur le dos et sur les hanches, et assez longue pour ne laisser voir que le bout des pieds, s'harmonise admirablement bien avec la veste ; un tablier d'une couleur saillante, à fleurs ou à ramage de diverses nuances, tombant au niveau de la jupe et formant sur le sein une bavette d'une coupe charmante ; une cornette rouge qui cache entièrement les cheveux sur le front, mais qui s'ouvre sur la nuque en forme de fer de cheval, et qu'on recouvre, dans les jours de fête, d'un voile de mousseline, complètent ce costume pittoresque et original. L'ornement de luxe que l'on se permet le plus communément est une chaîne de laiton passée autour de la taille, et qui sert à suspendre un couteau, une clé, des ciseaux et une bourse. Les Betmalaises portent ce costume avec une grâce incroyable. A voir leurs traits, leurs manières remarquables par une grande distinction et l'élégance de leurs personnes, on dirait de grandes dames déguisées en bergères : ce qui dénote, au reste, en elles, une noble origine.

Les hommes du Betmale, quoique généralement bien faits et polis, sont moins remarquables que les femmes ; on observe le contraire dans le pays basque. Leur costume n'a de particulier qu'une calotte rouge et bleue, assez semblable au bonnet des Grecs modernes, mais plus aplatie. Quoi qu'il en soit, les mœurs du Betmale sont gaies et simples, les physionomies ont une expression évidente d'intelligence et de vivacité. Aussi les habitants de cet heureux coin de terre ne sentent pas le besoin de sortir de chez eux, et il est très rare de rencontrer une Betmalaise hors de sa vallée.

Mais ce n'est pas assez pour l'homme qui veut connaître le Castillonnais que de se borner à visiter ses vallées habitées par les hommes, où même de les remonter jusqu'à la partie de la chaîne d'où elles descendent ; il faut encore parcourir avec soin les montagnes secondaires qui, n'ayant ni la fertilité des bassins, ni la stérilité des crêtes, offrent des tableaux particuliers. Sur leurs sommets s'ouvrent les ports de second ordre appelés *cols*, qui servent de communication avec les vallées. Tels sont dans le Castillonnais le col de Nédé, entre le Dirou et la Bellongue ; le col de Portet, entre la Bellongue et la vallée d'Aspet ; le col de la Core, entre le Betmale et la vallée d'Oust. Ces cimes sont, en général, couvertes de pâturages et de forêts. Une des courses les plus agréables qu'on puisse faire est celle qui de Castillon à Seix traverse les forêts de Castillon et d'Alos, les pâturages de Combelongue et d'Arpe.

Arrivé au haut de la montagne, on voit le Betmale fuir sous les pieds ; vers le nord apparaît la plaine immense, infinie, ondulée comme une mer, présentant à ses premières assises la ville de Saint-Lizier perdue dans l'espace. Puis, à droite et à gauche, ce sont les vallées du Castillonnais ou celles du Haut-Salat qui offrent des accidents de lumière et d'ombres féeriques. Jamais spectacle plus beau ne peut s'offrir à la vue enchantée ! Le régime forestier peut seul dépoétiser ces admirables vallées.

L'arrondissement de Saint-Girons, si remarquable, comme

on voit, par ses vallées, ses sites et sa population, ne l'est pas
moins encore par ses productions naturelles. Au nombre de
ces dernières, nous devons compter les marbres. Des rochers
brisés, des masses de cailloux plus ou moins concassés, puis
liés entre eux par une sorte de pâte plus douce, constituent les
marbres à couleur bigarrée. La chaîne qui s'étend d'Aulus à
Seix, depuis le col de la Trappe jusqu'au Mirabat, n'est presque qu'un long rocher de marbre blanc. Les principales carrières de l'arrondissement sont celles d'Aubert, dit noir antique,
marqueté de veines très blanches. L'autel de Notre-Dame-de-
Bon-Secours de Marseille et le tombeau de Napoléon aux In-
valides de Paris sont faits avec du marbre extrait des carrières
d'Aubert. On trouve encore des carrières de marbre noir semblable à ce dernier sur la route de Seix à Oust auprès du ruisseau de Binçarech. A Fonsourde, vallon d'Esbint, existe un
marbre blanc à grain fin et propre à la statuaire, quoiqu'il ne
soit pas d'une blancheur irréprochable. Le marbre de Mirabat,
situé au-dessous du château de ce nom, est fort remarquable;
il en est de même de celui de Couflens, où l'on trouve une car-
rière qui fournit une brèche blanche, veinée de vert pomme,
une brèche blanche veinée pourpre, et une autre de couleur
lie de vin.

Ces différentes carrières paraissent avoir été exploitées en
partie par les anciens, puisqu'au-dessus du Pont-de-la-Taule,
sur la route de Couflens, on voit les traces d'une grande tran-
chée d'où ils extrayaient les blocs, et la manière dont ils les
détachaient et les équarrissaient sur place à coups de pointes.
La plupart de ces richesses sont frappées de stérilité, faute de
moyens de transport.

Le Couserans n'est pas moins riche en mines d'or, d'argent, etc., qu'en carrières de marbre. Les Phéniciens paraissent avoir été les premiers à exploiter les mines des Pyrénées,

suivant l'opinion de Diodore de Sicile. Pline établit que les Romains retiraient tous les ans de ces mêmes montagnes plus de quatre millions d'or seulement ; et l'on sait que les grandes richesses de Gaston-Phœbus, comte de Foix, provenaient des mines qu'il exploitait avec tant d'avantages dans les montagnes de son comté. Tous ces précédents engagèrent Henri IV à faire des recherches minéralogiques dans ces contrées.

En conséquence, l'année 1600, M. de Malus, maître de monnaie de Bordeaux, explora les Pyrénées en général et le Couserans en particulier, et reconnut, dans son rapport, qu'auprès du château de Castel-Ménié et dans la montagne de Gonas se trouvaient des mines d'or très abondantes. Ce mémoire curieux sous tant de rapports cite la rivière du Garbet et celle de Parabis comme roulant des paillettes d'or en grande quantité (1), « lesquelles paillettes, dit l'auteur, paraissent pro-
« venir des mines de cuivre. L'eau dissout les vitriols qui en
« résultent, l'or reste sous la forme de paillettes ; celles-ci,
« entraînées par les pluies, sont charriées avec elles dans les
« ruisseaux et les rivières. »

Deux siècles après M. de Malus, le célèbre Diétrich fut chargé de parcourir et d'examiner les mêmes montagnes. L'ouvrage qu'il publia à ce sujet établit que les Pyrénées abondent en mines d'argent contenu dans d'autres minerais de cuivre, de fer, de plomb, d'arsénic, de zinc, de bismuth, de cristal de roche, de pyrites martiales, de grenats, de charbon, d'ardoise, etc. (2). Dans le mémoire qui a pour objet *les mines et forges du Couserans*, il signale soixante-deux mines différentes. Les mines de plomb argentifère de la montagne de Lacore servirent, avant 1793, de but aux recherches sa-

---

(1) *Recherches faites en l'année 1600*, par Jean de Malus, écuyer.
(2) Diétrich, *Description des gîtes, etc., minerais, etc., des Pyrénées*.

vantes de M. Picot de Lapeyrouse, qui parvint à les faire exploiter avec quelques succès. Mais cette exploitation ayant été interrompue par la mauvaise administration qui présida à ses travaux, M. Lecourt la continua en 1835, et parvint à en extraire 800 quintaux métriques qui donnaient par quintal 47 fr. 50 c.; d'où il fallait déduire 20 fr. de frais d'extraction, de fonte et de coupellation, estimés 20 fr. Il restait donc 27 fr. 50 c. de produit. Pourquoi cette exploitation n'a-t-elle pas été continuée? — C'est à M. Lecourt à en dire la raison.

Parmi les autres mines indiquées par Diétrich, nous citerons les mines de fer de Massat et de Saurat ; celles de cuivre d'Escaletorte près Seix, et la mine de plomb argentifère de Mimart, au-dessus de Couflens. Toutes ces mines pourraient facilement et à peu de frais être livrées à une exploitation facile par les soins et sous la-direction du gouvernement lui-même.

Ce que le gouvernement ne fait pas à l'égard des mines du Couserans, l'industrie des particuliers l'a accompli avec un certain avantage pour les eaux minérales de ces contrées. Les découvertes faites à l'égard des sources minérales ont été telles que l'on en compte aujourd'hui plus de trente qui sont connues avec avantage. Nous indiquerons, après les eaux d'Audinac qui sont incontestablement celles qui ont le plus de vertus thérapeutiques, celles d'Aulus, de Castelnau-Durban ; les sources ferrugineuses de Coué près Sentein ; celles de Balmes, non loin de Massat; celles de Castel-d'Amour, de Biert, de Soulan, d'Ercé, de Sentenac, d'Ustou, de Couflens, de Capvert, de Montjoie, etc. Toutes ces sources ont diverses propriétés qui, dans leur ensemble, témoignent en faveur de leur minéralisation.

C'est ainsi que le Couserans, sous le rapport historique comme sous le rapport de la science et de la philosophie, peut rivaliser avec les autres contrées des montagnes pyrénéennes. En cela la situation des bains d'Audinac est des plus favorables, et ne laisse rien à désirer à la curiosité de l'explorateur.

Mais si nous portons encore nos investigations du côté opposé du Couserans, soit dans la direction du pays de Foix, soit dans la plaine où s'élève le Mas-d'Azil, nous trouvons encore matière à de nouvelles descriptions. Du côté de Foix, Audinac se révèle à nous comme un point de départ qui sert à nous faire connaître un pays où chaque montagne, chaque vallée, chaque village offrent un intérêt historique tout particulier. Du côté de la plaine, sur la nouvelle route de Toulouse, nous retrouvons la cité protestante, le boulevard de la réforme religieuse pendant les guerres de religion ; en un mot, le Mas-d'Azil avec sa grotte pittoresque, son activité commerciale et son ancienne physionomie de place forte. Cette contrée mériterait aussi notre attention si nous n'étions bornés par les limites imposées à une notice. Dans l'impossibilité où nous sommes de la faire connaître dans tous ses détails, nous lui consacrerons quelques lignes dans le paragraphe relatif à l'itinéraire dans les environs à l'usage des baigneurs.

CHAPITRE II.

Description de l'établissement d'Audinac. — Hôtel des bains. —
Sources et baignoires. — Divers embellissements. — Travaux de
M. François. — Analyse des sources par M. Filhol. — Propriété
des eaux d'Audinac. — Quelques observations recueillies par le
sieur Sentein. — Réputation justement acquise par ces eaux.

Lorsqu'on vient de Saint-Girons par la route de Toulouse,
on trouve à dix kilomètres environ de distance, à la droite du
voyageur, un petit vallon délicieux où l'art paraît avoir rivalisé
avec la nature. Le premier objet qui frappe la vue dans ce
vallon est un magnifique bâtiment qui s'élève à son extrémité.
Ce bâtiment est le grand hôtel de l'établissement, composé
d'appartements et de chambres variées qui offrent toutes les
commodités et tout le confortable désirables. A droite, en
entrant dans le bâtiment de l'hôtel par l'escalier de l'avenue,
se trouvent un grand salon de réunion, une salle de musique
et de billard ; du côté gauche, s'étend le salon de la table
d'hôte. Une chapelle parfaitement décorée sert à la célébration
du culte.

Dans toutes les autres parties de ce bâtiment, construit sur
les dessins et sous la direction de l'habile M. Chambert, architecte du département de la Haute-Garonne, on retrouve l'exé-
cution d'un plan qui ne laisse rien à désirer. Le corps de bâtisse
à droite se compose de quatre étages, formés chacun d'une
rangée de cinq fenêtres ; celui de gauche, oblong, est disposé
de manière à renfermer les salles destinées aux agréments de
la société pendant la saison des bains. Du haut du balcon de
la grand'salle on domine le vallon d'Audinac, dont l'autre extrémité offre en perspective le nouvel établissement des bains, élégant et grandiose.

Mais, pour y arriver, il faut traverser de longues avenues disposées avec goût et avec intelligence par M. Fraïsse, jardinier fleuriste et paysagiste de Toulouse. Des allées sinueuses qui se dirigent en tout sens, des tapis de verdure mêlés à des massifs de fleurs et d'arbres chargés d'ombrages, des bosquets nombreux qui projettent de toutes parts la fraîcheur mêlée à leurs parfums, composent une espèce de jardin anglais où la nature et l'art se trouvent parfaitement harmonisés ensemble. Au centre de ce labyrinthe d'ornements agrestes, d'arbustes et de fleurs s'étend une pièce d'eau qui sert aux plaisirs de la navigation, et qui a été creusée dans ce but. Au milieu de ce bassin, on voit une île tapissée de verdure et couronnée de fleurs vers laquelle on se dirige en passant sur un pont rustique et gracieusement jeté : on dirait en miniature l'île de Calypso

En traversant ainsi ce petit parc enchanté, on arrive à l'établissement des bains, composé des pavillons des bains et des douches. Avant d'entrer dans la description des détails de l'établissement en lui-même, faisons connaître, d'après M. François, ingénieur en chef des mines, la nature des sources qui servent à l'usage des bains.

Les bains d'Audinac sont alimentés par deux sources thermominérales, classées par M. Filhol au nombre des eaux salines, de la variété de celles désignées sous le nom de *ferrugineuses-acidulées*.

La principale source, indiquée sous le nom de *source des Bains*, donne, terme moyen, par un temps calme, la température extérieure étant de 18°,30, un débit journalier de 182,560 litres d'eau à 20°,90. Elle sert à la fois à la boisson et à l'alimentation des bains et douches.

Un vaste bassin, élevé au-dessus du sol et d'un accès facile aux malades, est disposé de manière à desservir les bains et les douches, et à permettre l'usage de l'eau en boisson sur les points d'émergence.

La seconde source, indiquée sous le nom de source *Louise*, est exclusivement affectée à la boisson, surtout en raison de sa nature gazeuse et de sa teneur en sels de fer, qui, sous ce rapport, la rapprochent de la source de *l'Hôpital de Vichy*.

Le 12 septembre 1848, elle débitait par vingt-quatre heures 115,200 litres à 19°,90. Elle a été récemment captée et mise à l'abri des agents de dégradation.

Elle s'élève à 1^m,20 au-dessus du sol, dans une vasque circulaire, taillée dans un bloc de marbre, élégante, et dont la forme facilite l'usage des eaux au plus près du point d'émergence.

La position géologique des eaux d'Audinac vient confirmer les indications de l'analyse, et les classer parmi les eaux salines thermales des Pyrénées. Elles jaillissent à la limite commune des formations crétacées, supérieure et inférieure, sur la ligne même des affleurements des ophites que l'on observe de Labastide-de-Sérou à Salies, par Rimont, Mercenac et Bonrepos. Cette ligne se rattache d'ailleurs, vers l'ouest, à celle des affleurements ophitiques auxquels sont liées les eaux des environs d'Aspet, d'Encausse, de Sainte-Marie, de Bagnères (Bigorre), de Saint-Christau, etc.

L'émergence des sources s'opère à la limite de calcaires compactes, caverneux, et de marnes calcaires. Leur position, rapprochée de la structure générale des terrains, permet de penser que, par des travaux souterrains, par des sondages, on arriverait à en accroître la température et le débit actuel.

Toutefois, la source des Bains offre à l'administration des établissements un volume suffisant ; car, en dehors des besoins de la boisson, et sans recourir à la source *Louise*, elle suffit à l'administration journalière de 450 à 500 douches et bains.

À cet effet, l'ancien et le nouvel établissement remplissent toutes les conditions indispensables à un service régulier et complet sous tous les rapports. Ainsi, les anciens bains ont été l'objet d'un remaniement général. Les cabinets et les logements au-dessous desquels ils se trouvent ont été réparés et appropriés à tous les besoins ordinaires des baigneurs des deux sexes, et de tout âge. Le mode de distribution des eaux a été amélioré de manière à desservir rapidement les quinze baignoires et deux douches qui y existent. Chaque cabinet a été en outre approprié au service intérieur de manière à ne laisser rien à désirer.

Mais c'est surtout le nouvel établissement qui remplit toutes les conditions exigées pour les commodités des baigneurs! Formé d'une façade qui a 37m 75c de longueur, l'édifice s'offre, à côté des anciens bains, sous une perspective des plus avantageuses. Dix-huit colonnes simples et élégantes à la fois supportent une corniche ornée d'une balustrade et imitant assez les terrasses des maisons italiennes. Deux pavillons terminent cette colonnade du genre dorien, et présentent, chacun à son extrémité, deux statues qui les décorent. Dans l'intérieur des colonnes est un vestibule ou promenoir qui sert aux baigneurs qui vont prendre des bains. Au milieu du vestibule s'ouvre la porte d'un salon de repos, tandis qu'aux deux extrémités, dans les pavillons, on a ménagé à gauche la salle des douches ascendantes, et à droite celle des douches à percussion. Sous l'entablement et le long de la galerie sont rangés douze cabinets, garnis de quinze magnifiques baignoires et des objets d'une toilette des plus confortables. Chacune des deux salles des douches est, en outre, précédée d'un vestiaire approprié aux besoins du nouvel établissement.

L'importance de ces constructions, le talent de l'architecte qui n'a rien négligé sous le rapport de l'art pour les rendre le plus complètes possibles, et l'organisation habile du service intérieur font des bains d'Audinac un de ceux qui offrent le plus de confort et d'élégance sur toute la ligne des Pyrénées.

A tous ces avantages matériels réunis, la science est venue encore joindre sa sanction et donner plus d'authenticité à l'efficacité de ces eaux déjà si connues par les malades eux-mêmes. M. Filhol en a fait l'analyse, et les résultats obtenus viennent à l'appui des témoignages nombreux fournis par la science médicale.

M. Filhol a analysé successivement les deux sources : celle dite des *Bains* et la source froide indiquée sous le nom de *Louise*. Nous citons cette analyse :

1° *Source des Bains.*

L'eau de cette source est limpide, incolore ; elle exhale une légère odeur d'acide sulphydrique ; sa saveur est un peu amère ; sa densité est de 1,0020.

Un thermomètre centigrade que nous y avons plongé s'est fixé au bout de peu de temps à 22°,75 ; la température extérieure était au même moment de 14°.

De temps en temps et à des intervalles assez rapprochés, de grosses bulles gazeuses partent du fond de l'eau et viennent crever à la surface. Nous avons recueilli une quantité assez notable de gaz qui se dégage ainsi, et l'ayant introduit dans une éprouvette graduée, nous l'avons mis en contact avec un morceau de potasse caustique. Après que l'action de cette base a été épuisée, nous avons mis à sa place un bâton de phosphore pour absorber l'oxygène. Nous avons enlevé ce dernier après trente-six heures de contact, et nous avons trouvé que le résidu gazeux que contenait l'éprouvette possédait tous les caractères de l'azote. La potasse avait absorbé 2,00 d'acide carbonique, et le phosphore 1,5 d'oxygène ; il restait donc 96,5 d'azote.

Exposée à l'air, cette eau se trouble au bout de quelque temps et abandonne un précipité rougeâtre dont les caractères chimiques sont les suivants : il est soluble avec effervescence dans l'acide azotique ; sa solution (fortement acide) étant mêlée avec un excès d'ammoniaque fournit un précipité gélatineux possédant tous les caractères physiques et chimiques du sesqui-oxyde de fer ; la liqueur ammoniacale séparée de ces flocons donne, avec l'oxalate d'ammoniaque, un abondant précipité d'oxalate de chaux ; le liquide séparé par filtration de l'oxalate de chaux, étant mêlé à du phosphate d'ammoniaque, fournit un précipité formé uniquement de phosphate ammoniaco-magnésien.

Ce dépôt est donc formé de carbonates de chaux de magnésie et de sesqui-oxyde de fer.

Soumise à l'action de la chaleur, l'eau de cette source laisse dégager, bien avant l'ébullition, des bulles nombreuses d'acide carbonique ; elle se trouble en même temps et abandonne un précipité grisâtre qui possède toutes les propriétés de celui que nous venons de décrire.

Elle ramène au bleu la teinture de tournesol rougie, et ne cesse pas de produire cette réaction lorsqu'on la fait bouillir pendant un temps suffisant pour déterminer la précipitation des carbonates de chaux et de magnésie qu'elle renferme.

Elle se comporte avec les réactifs comme il suit :

Potasse, soude et carbonates de ces bases, — précipité blanc.
Ammoniaque, — précipité blanc, floconneux, moins abondant.
Oxalate d'ammoniaque, — précipité blanc fort considérable.
Chlorure de baryum, — abondant précipité blanc insoluble dans l'acide azotique.
Azotate d'argent, — léger précipité blanc, cailleboté, insoluble dans l'acide azotique et soluble en entier dans l'ammoniaque.
Cyanure jaune de potassium et de fer, — action nulle.
Bichlorure de mercure, — le mélange devient laiteux au bout de quelques heures.
Eau de savon, — précipité grumeleux très abondant.

L'eau de chaux est troublée par l'addition d'une petite quantité d'eau d'Audinac. Une plus forte proportion de cette dernière fait disparaître le précipité produit en premier lieu.

Dans l'analyse quantitative, un litre d'eau de la source des Bains a fourni :

Chaux.	0 g, 572
Magnésie.	0,117
Alumine.	traces.
Oxyde de fer.	0,007
Oxyde de manganèse.	0,008
Potasse.	traces.
Soude.	0,007
Chlorure.	0,006
Iode. . . . . , ...	traces.
Acide sulfurique.	0,10978
Acide silicique.	0,004
Acide carbonique.	0,180
Matière organique.	0,042
Acide crénique.	0,001

10 litres d'eau maintenues en ébullition pendant deux heures, en ayant la précaution de remplacer l'eau qui s'évaporait par une quantité équivalente d'eau distillée, ont laissé déposer un précipité contenant 2 grammes de carbonate de chaux, $0^{gr},100$ de carbonate de magnésie, $0^{gr},030$ d'oxyde de fer, $0^{gr},080$ d'oxyde de manganèse.

Etablissons, d'après ces données, la composition de l'eau rapportée à 1 litre.

$0^{gr},200$ de carbonate de chaux contiennent $0^{gr},088$ d'acide carbonique.

$0^{gr},010$ de carbonate de magnésie en contiennent $0^{gr},005$.

$0^{gr},003$ d'oxyde de fer, $0^{gr},008$ d'oxyde de manganèse, } qui sont tenus en dissolution par cet acide, en exigent environ $0^{gr},008$.

Si de $0^{gr},180$, chiffre total de l'acide carbonique, nous déduisons $0^{gr},101$, il reste en acide carbonique libre $0^{gr},079$. Si de la quantité totale de chaux nous déduisons les $0^{gr},112$ qui s'y trouvent à l'état de carbonate , il reste $0^{gr},460$ de cette base qui, en se combinant à $0^{gr},657$ d'acide sulfurique, fournissent $1^{gr},117$ de sulfate de chaux ; si de $0^{gr},978$ d'acide sulfurique nous déduisons les $0^{gr},657$ qui s'y trouvent sous la forme de sulfate de chaux, il nous restera $0^{gr},521$ de cet acide qui forment, avec $0^{gr},169$ de magnésie, $0^{gr},490$ de sulfate de magnésie. Les $0^{gr},006$ de chlore s'unissent à $0^{gr},002$ de magnésium, et fournissent $0^{gr},008$ de chlorure de magnésium.

Les $0^{gr},004$ d'oxyde de fer, qui ne se déposent pas pendant l'ébullition de l'eau, peuvent être considérés comme unis à l'acide crénique, et forment $0^{gr},005$ de crénate de fer.

La soude et la potasse que contient l'eau peuvent être supposées unies, soit à l'acide carbonique, soit à l'acide silicique, mais avec beaucoup plus de probabilité à ce dernier ; on a donc $0^{gr},020$ de silicate de soude. L'iode s'y trouve probablement combinée au magnésium.

D'après cela, un litre d'eau contient :

Sulfure de calcium.	traces.
Chlorure de magnésium. . . .	0 g,008
Iodure *idem*.	traces.
Carbonate de chaux.	0,200
Idem de magnésie.	0,040
Sulfate de chaux.	1,117
Idem de magnésie.	0,496
Oxyde de fer.	0,003
Idem de manganèse.	0,008
Crénate de fer.	traces.
Alumine.	traces.
Silicate de soude.	0,020
Idem de potasse.	traces.
Matière organique.	0,042
Acide carbonique	0,079 ou 36,30^{cc}.
Total. . . .	1 g,988

2° *Source froide indiquée sous le nom de* LOUISE.

La température de cette source est de 22° ; sa densité, prise à 15°, égale 1,0019. Les caractères physiques et chimiques de l'eau sont exactement les mêmes que ceux de la source chaude ; les réactifs indiquent aussi qu'elle renferme les mêmes éléments, mais, comme nous allons le voir, dans des proportions un peu différentes.

Un litre de cette eau a fourni :

Chaux.	0 g, 470
Magnésie.	0,407
Alumine.	traces.
Oxyde de fer.	0,007
Oxyde de manganèse.	0,005
Potasse.	traces.
Soude.	0,009
Chlore.	0,012
Iode.	traces.
Acide sulfurique.	0,550
Acide silicique.	0,003
Acide carbonique.	0,210
Acide crénique.	0,002
Matière organique.	0,058

ou bien :

Chlorure de magnésium. . . .	0 g, 016
Iodure.	traces.
Carbonate de chaux.	0,150
Carbonate de magnésie. . . .	0,004
Sulfate de chaux.	0,935
Sulfate de magnésie.	0,464
Oxyde de fer.	0,007
Oxyde de manganèse.	0,005
Alumine.	traces.
Crénate de fer.	0,008
Silicate de soude.	0,012
Silicate de potasse.	traces.
Matière organique.	0,058
Acide carbonique.	0,142 ou 71 cc.
Total. . . .	1 g, 801

Comme on le voit, cette source se distingue de la première par l'absence de l'odeur sulfureuse, ou au moins par l'intensité beaucoup moindre de cette odeur, par la présence d'une quantité moindre de sels de chaux et d'une proportion un peu plus forte de sels de fer et d'acide carbonique. L'alcalinité légère de l'eau des deux sources nous paraît devoir être rapportée au silicate de soude, dont l'analyse y démontre l'existence.

L'une des deux sources (la plus froide) renferme du carbonate et du crénate de fer dans des proportions suffisantes pour qu'on puisse la rapprocher, sous ce rapport, de plusieurs sources qui doivent surtout leur activité au fer. Toutes les deux contiennent une petite quantité d'iode.

La source des Bains doit sans aucun doute son odeur sulfureuse à un peu de sulfure de calcium dont l'origine est facile à concevoir, puisqu'elle contient en même temps du sulfate de chaux et une matière organique qui a pu, en réagissant sur une trace de ce dernier sel, le transformer en sulfure. La matière organique se compose d'acide crénique, et en outre d'une substance que MM. Lafont-Gouzy et Magnes avaient désignée sous le nom de bitume, et qui en effet se rapproche, sous plusieurs rapports, de ce que l'on désigne ordinairement sous ce nom.

Il est à remarquer que le dépôt ferrugineux recueilli à la source et soumis à l'analyse n'a pas fourni de traces d'arsenic, tandis que ce principe se retrouve dans presque tous les dépôts qu'abandonnent les eaux ferrugineuses. La proportion d'acide carbonique dont l'analyse démontre l'existence dans l'eau de chacune des deux sources est un peu supérieure à celle qu'il faut pour former des bi-carbonates de chaux, de magnésie et de fer, avec la quantité de ces bases qui a été comptée plus haut comme carbonate neutre. Les eaux d'Audinac peuvent donc être classées parmi les eaux thermales salines acidules ferrugineuses.

Cette analyse chimique se trouve corroborée, en quelque sorte, sous le rapport thérapeutique, par les observations faites par M. le docteur Sentein, dont la science alliée à une pratique continue de plusieurs années en qualité d'inspecteur des eaux d'Audinac, le place au premier rang des médecins attachés aux établissements thermaux. Aussi croyons-nous ne pouvoir mieux faire que de rapporter, à la suite de l'analyse de M. Filhol, les considérations que M. Sentein a écrites sur les vertus de ces eaux. Pourrait-on trouver un observateur plus judicieux et surtout mieux choisi que celui qui a consacré plusieurs années d'expériences à l'étude des maladies qui ont été ou soulagées ou guéries par les eaux d'Audinac?

Les eaux minérales d'Audinac, dit M. le docteur Sentein, différant entre elles, non-seulement par leur thermalité, mais encore par leur composition chimique, doivent nécessairement varier dans leurs applications et remplir les indications fort différentes et même opposées sous certains rapports.

Les eaux d'Audinac pourraient être désignées comme thermales acidules salines ferrugineuses.

Déjà différentes, comme on le voit, par leur thermalité et par leur composition chimique, elles ont en outre des propriétés, ou, si l'on veut, elles produisent des effets thérapeutiques variés tenant plus particulièrement à leur mode d'administration.

Données à l'intérieur, en boisson, à la dose de 3 à 6 verres par jour, suivant les cas, elles agissent d'une manière différente, selon qu'elles sont prises à la source chaude ou à la source froide, et, dans les deux cas, suivant la forme sous laquelle elles sont administrées.

Les eaux chaudes administrées à l'intérieur, en boisson, sont : purgatives, diurétiques, diaphorétiques, ou même décidément sudorifiques chez certains sujets.

Les eaux de la source chaude, en boisson, exercent sur tout le tube digestif, une action qui, ressentie sympathiquement par la peau, est d'une grande utilité au traitement des affections cutanées.

En tant que purgatives, lentes, mais soutenues, elles sont avantageuses contre certaines phthisies chroniques encore peu prononcées, ne s'accompagnant ni d'une grande irritation inflammatoire, ni surtout de la formation de tubercules dans le tissu pulmonaire.

Au même titre, elles sont fondantes ou désobstruantes, présentant par conséquent de grandes ressources dans le traitement des engorgements chroniques du foie, du pancréas, de la rate et des reins, en expulsant les vieux amas de matières saburrales et de bile dégénérées, tout en combattant en même temps l'habitude de sécrétion bilieuse, en excès chez les sujets qui en sont atteints.

L'effet des eaux est encore efficace si les engorgements dont il s'agit sont sous la dépendance de la répercussion de quelque maladie éruptive ancienne.

Il est seulement important dans ces cas que les engorgements des viscères désignés n'aient pas dégénéré au point d'être devenus des squirrhes, ou surtout des cancers plus ou moins enflammés ou ulcérés.

En boisson, les eaux de la source chaude ont suffi, dans plus d'une occasion, pour détruire des spasmes douloureux, fixes, établis depuis un temps plus ou moins long sur quelque point du tube digestif ou dans quelque viscère. C'est ainsi que l'on a heureusement combattu des spasmes de l'œsophage, du cardia et du pylore ; de l'estomac et des intestins, de la vessie ; des douleurs fixes qui s'étaient comme inséparablement attachées au foie, à la rate, aux reins ; des spasmes du vagin et du col utérin rendant constamment les approches sexuelles douloureuses.

Quelques flux, tels que des gastrorrhées, avec vomituritions ou vomissements de matières visqueuses, blanchâtres, fort acides ; des diarrhées et des dyssenteries chroniques sans symptômes inflammatoires, ou accompagnées d'irritations peu intenses, se sont parfaitement trouvés de l'emploi des eaux chaudes dirigées contre elles. Il en a été de même de cas nombreux de catarrhe vésical et de fleurs blanches, après que les symptômes inflammatoires qui les avaient précédés ou qui les accompagnaient avaient été préalablement traités.

Comme diurétiques, outre qu'elles concourent avantageusement au traitement de beaucoup de maladies de natures variées, elles sont surtout appropriées aux maladies des voies urinaires qui ne supporteraient pas encore l'action des eaux froides et à la tendance des infiltrations aqueuses qui accompagnent presque toujours les engorgements des viscères un peu avancés.

L'avantage des eaux chaudes comme diaphorétiques et même sudorifiques est trop facile à pressentir pour qu'il ne doive pas suffire ici seulement de l'indiquer. Le traitement de l'asthme sec ou humide convulsif et celui de la plupart des spasmes intérieurs trouvent dans leur emploi, à ce titre, un actif auxiliaire.

Dans un grand nombre de circonstances, les eaux de la source chaude exercent une action combinée, une action d'ensemble ; elles agissent en même temps comme purgatives, comme diurétiques et comme sudorifiques, ou tout au moins diaphorétiques. On sent combien une pareille métasyncrise, s'opérant toujours avec douceur et d'une manière graduée, doit être avantageuse, habilement dirigée par un médecin praticien contre des états morbides rebelles très variés.

Les eaux *froides* prises en boisson, à la dose d'un à deux verres, plusieurs fois dans la journée, selon les cas, sont puis-

samment excitantes, toniques, et nous dirons même *roborantes,*
car leur emploi, suffisamment prolongé, renforce d'ordinaire
d'une manière sensible toute la constitution ; leur température
plus basse et les plus fortes proportions de leur acide carbonique libre, de leur chlorure de magnésium et de leur carbonate
de fer, nous en donnent l'explication. Les eaux de cette source
sont utiles contre toutes les débilités du tube digestif : défaut
d'appétit, difficulté de digestion, rapports acides ou nidoreux,
vomissements ou diarrhées, suite de ce malaise ; accumula-
tion de gaz, soit dans l'estomac, soit dans les intestins. En
vertu de leur acide carbonique libre, elles sont décidément
sédatives : elles constituent une sorte de potion anti-émétique
de rivière naturelle. On a remarqué que, par le temps orageux,
la proportion d'acide carbonique était encore plus considérable. Cette circonstance peut être encore mise à profit.

Les eaux froides d'Audinac sont plus spécialement utiles
contre les maladies des voies urinaires occasionées par la diathèse lithique, le catarrhe vésical atonique, les pertes sémi-
nales et la stérilité, suite d'excès de masturbation ou de plaisir
vénérien ; contre les fleurs blanches par simple défaut de ton
et contre les blennorrhées rebelles non syphilitiques des deux
sexes.

Elles sont d'une efficacité reconnue par rapport à l'expulsion
des matières sablonneuses et de ses graviers. C'est en se tami-
sant en quelque sorte dans les reins qu'elles combattent la
diathèse lithique.

Sous cette forme encore, nos eaux froides combattent avantageusement la chlorose ou pâles couleurs, et la laxité des
tissus qui l'accompagne, en augmentant le cruor, la partie fer-
rugineuse et la consistance du sang. C'est ainsi qu'on doit expliquer l'avantage qu'elles ont si souvent de rétablir ou de
régulariser les règles, et de rappeler ou de provoquer le flux
sanguin hémorrhoïdal.

Elles ont rendu des services aussi considérables dans une foule de maladies avec atonie, telles que la débilité, suite d'hémorrhagies ou de saignées excessives, les formes variées du scorbut, la tendance aux collections aqueuses, etc.

Le fer, qui, quand il est administré isolément, a une action thérapeutique très marquée, particulièrement sur la composition du sang, est mieux supporté par l'estomac, pénètre bien plus facilement nos humeurs, et s'y dissout infiniment mieux sous la forme de carbonate et de crénate de fer, parce qu'il est ainsi beaucoup plus aisément assimilable.

Mais on sent bien que l'emploi des eaux de cette source dans toute cette classe de maladies est contre-indiqué lorsque la faiblesse, au lieu d'être *réelle*, n'est qu'*apparente* ou trompeuse ; quand, au lieu d'y avoir *prostration réelle*, cette distinction est de la plus haute importance au point de vue pratique.

Il est des états morbides chroniques, compliqués, qui exigent que les eaux minérales d'Audinac, tant froides que chaudes, ne soient administrées qu'après certaines précautions, ou mêlées avec d'autres substances adoucissantes ou médicamenteuses. Hoffmann s'était déjà bien trouvé de mêler le lait, le petit-lait ou d'autres liquides adoucissants aux eaux minérales naturelles dans le traitement de beaucoup de maladies chroniques difficiles à guérir ; et plus d'une fois, à l'exemple de praticiens d'un grand mérite, nous avons rendu le traitement de certaines maladies de la peau rebelles évidemment plus avantageux en renforçant l'action de leur traitement par les eaux minérales, par l'addition de sucs d'herbes dépuratives, de laxatifs ou de purgatifs doux, et même de quelques pilules de Belloste.

Dans les dyspepsies, les digestions difficiles, etc., où les eaux froides sont les mieux indiquées, surtout prises à la source même, il est souvent avantageux de les mêler au vin ou à l'eau sucrée pour faciliter la digestion.

Les eaux d'Audinac en bains pris comme moyen de concours avec les eaux en boisson, se sont montrées utiles contre certaines maladies cutanées, anciennes, rebelles, dégénérées, telles que les affections sporiques et dartreuses, ainsi que certaines syphilides ; contre les affections rhumatismales et goutteuses légères et chroniques sous forme vague ; contre les maladies nerveuses, telles que l'hystérie, l'hypocondrie, etc.

Il est presque inutile de dire que le tempérament sanguin, les éruptions à la face accompagnées de mouvements fluxionnaires vers la tête et les épistaxis habituelles constituent autant de contre-indications.

Enfin, les eaux d'Audinac remplissent encore d'autres indications purement topiques quand elles sont employées, soit chaudes, soit froides, contre des vices locaux.

Si nous ne craignions de sortir des bornes de notre sujet, que nous nous sommes proposés de traiter spécialement sous le point de vue historique, nous pourrions rapporter ici les observations faites par M. le docteur Sentein et qu'il a publiées dans ses diverses brochures. Mais, outre que ce serait nous écarter du plan que nous nous sommes tracé, nous entrerions encore dans des détails trop longs et peut-être aussi trop scientifiques. Nous nous contenterons donc d'indiquer les titres sommaires de quelques-unes des maladies qui ont été guéries par les eaux d'Audinac. Nous choisirons pour cela celles qui ont paru à M. le docteur Sentein mériter une distinction particulière. Nous n'aurons qu'à choisir dans une longue nomenclature de malades et de maladies.

En 1855, Mlle ...., d'une constitution délicate, fut guérie par les vertus des eaux d'Audinac d'un engorgement des glandes du mécantère, suite de fièvres intermittentes tierces.

Dans le mois d'avril 1836, M. ...., jeune homme de 18 ans, fut guéri d'un engorgement de la rate à la suite d'une longue fièvre intermittente quotidienne. Les eaux administrées à l'intérieur et à grandes doses ne laissèrent plus la moindre trace ni des accès ni de la douleur qu'il éprouvait. Quant à l'engorgement de la rate, les douches, sans le résoudre en entier, le diminuèrent considérablement.

Cette même année, un engorgement de foie, suite d'une fièvre intermittente quarte, fut débarrassé, sinon complètement, du moins d'une manière salutaire, au point que l'année suivante, 1838, l'usage des eaux d'Audinac l'aurait entièrement guéri.

L'année 1837, M......, âgé de 45 ans, fut guéri d'un engorgement du pancréas, suite d'une suppression de flux hémorrhoïdal. Après un traitement préalable, les eaux d'Audinac ayant été administrées à l'intérieur à la dose de six à huit verres dans la journée et en bains, les palpitations de la région épigastrique cessèrent insensiblement en même temps que le flux hémorrhoïdal se rétablissait de son côté.

En 1841, le nommé D. R....., âgé de 30 ans, fut guéri d'un engorgement de la prostate par suite d'une blennorrhagie syphilitique, et cela par l'administration des eaux à l'intérieur, en bains et en douches.

Guérisons d'un engorgement du pylore et d'une fièvre artificielle résolutive de l'empâtement du rein gauche. Ces deux effets produits sur deux sujets différents ont été obtenus pendant la saison des bains de l'année 1842.

Irritation chronique de l'isthme du gosier et de la partie supérieure du pharynx par l'emploi des eaux d'Audinac en gargarismes.

Paralysie commençante de l'œsophage et du cardia, suite d'une vive irritation de ces parties. — Eaux d'Audinac en boisson ; — soulagement très marqué.

Gastrite chronique occasionée par la rétrocession d'une légère dartre farineuse à la région hypogastrite et d'un flux hémorrhoïdal. — Eaux d'Audinac à l'intérieur. — Retour du flux hémorrhoïdal. — Amendement notable. — Guérison complète, plus tard, par la thérapeutique ordinaire.

Catarrhe stomacal, suite d'une gastro-entérite chronique. — Administration des eaux pendant deux ans. — Guérison complète. — Mlle F. B... était atteinte de ce catarrhe depuis dix ou douze années, et c'est à l'emploi des eaux d'Audinac, administrées à l'intérieur et à la dose de six à huit verres par jour, que la maladie céda, après deux saisons, à la vertu de ces eaux.

Gastro-entérite par excès de régime échauffant. — Eaux d'Audinac administrées à l'intérieur. — Soulagement prononcé.

Mme L. R....., âgée de 26 ans, fut considérablement soulagée d'une entérite chronique, suite d'une péritonite puerpérale. Les eaux d'Audinac, administrées en boisson d'abord et en demi-bains ensuite, opérèrent d'heureux résultats.

Nous bornons ici l'analyse des maladies guéries ou soulagées par l'emploi des eaux d'Audinac, laissant au public lui-même le soin de préconiser un établissement thermal dont la réputation est déjà si universellement répandue et si justement méritée.

CHAPITRE III.

Le baigneur qui veut jouir des agréments de la promenade se trouve à Audinac dans un pays qui lui offre ce plaisir sous tous les aspects et avec tous les avantages possibles. Montagnes pittoresques, beaux sites, vallées grandioses, populations et mœurs originales, cités antiques, monuments historiques, tout cela peut s'offrir à sa curieuse investigation.

Nous allons aider, au reste, l'inexpérience du baigneur dans les courses qu'il désirerait faire dans les environs, en lui traçant d'avance un curieux et intéressant itinéraire. Pour cela nous allons profiter d'une belle journée et des faciles moyens de transport qu'offre l'établissement d'Audinac pour nous diriger d'abord vers l'ancienne capitale du Couserans, Saint-Lizier.

Dans ce but, nous pouvons prendre un chemin de grande vicinalité qui, de la route départementale, nous conduit, en prenant la droite du voyageur qui se dirige à Saint-Girons, directement à Saint-Lizier, dont la distance de l'établissement des bains est d'environ huit kilomètres. Des petites vallées, des côteaux fertiles, des monticules cultivés avec soin s'offrent de toutes parts sur notre route. A peine avons-nous atteint le sommet de Montjoie, où le paganisme faisait des sacrifices à Jupiter et où le catholicisme a établi un pèlerinage en l'honneur de saint Lizier, que nous voyons s'élever en amphithéâtre l'ancienne cité du Couserans. Assise sur le penchant d'une colline abrupte, occupée par des maisons depuis sa base que baigne le Salat jusqu'au sommet sur lequel dominent l'église et l'hospice, la ville s'offre à nos regards sous différents aspects.

Vue de loin, on dirait un nid d'aigle bâti sur des rochers ; mais, lorsqu'on entre dans ses murs, on s'aperçoit que, dans les temps anciens, elle a dû être une place très fortifiée. On voit les restes des remparts qui lui servaient d'enceinte, et ses monuments portent avec eux l'empreinte d'une très haute antiquité. Ainsi l'ancienne maison canoniale qui fait partie aujourd'hui de l'hospice des aliénés, l'hospice lui-même, vaste et aéré, et dont la cour bâtie au sommet du plateau domine les environs, enfin la tour qui s'élève du côté du Salat sont des objets qui méritent d'être visités.

Nous indiquerons également l'évêché avec son vaste jardin, dont le fondateur fut M. de Marmiesse, évêque du Couserans. Des fenêtres de cet édifice on peut admirer la jolie plaine du Bas-Salat qui se déroule à nos pieds, et compter les douze gros villages qui sont disséminés dans cet espace de verdure, et dont quelques-uns peut-être furent autrefois des villes florissantes. La cathédrale, qui est sur un plateau secondaire, porte avec elle les traces de son antique origine. Les voussures du portail, les boiseries du chœur et les reliques de saint Lizier s'offrent d'abord à l'attention du touriste et de l'historien. Quelques vieilles maisons se distinguent par-ci par-là, dans ces rues étroites et où l'herbe croît sous les pieds de l'étranger qui les foule. Nous signalerons comme but d'une visite à faire la maison de M. de Saint-Blanquat.

On a trouvé, il y a quelque temps, dans son jardin les ossements de six guerriers alignés côte à côte, et couverts d'armures usées. Ces squelettes avaient près de six pieds de haut, et rappelaient, dit-on, la stature des barbares. M. de Saint-Blanquat possède encore un casque en fer qui coiffait un de ces squelettes. Il ne forme qu'une seule pièce fondue ou frappée ensemble, sur laquelle on voit, malgré la rouille, l'empreinte de diverses lignes et figures bizarres.

En descendant de Saint-Lizier et en suivant la rue principale qui aboutit au pied du monticule, on arrive sur les bords du Salat. Ce petit faubourg se distingue par l'activité de ses habitants et par les usines et les papeteries qui fonctionnent sous l'action des eaux de la rivière. Le pont qui sert à traverser le Salat et qui s'offre à nos yeux remonte à une très haute antiquité. On attribue sa fondation aux Visigoths. On peut lire sur une pierre de la seconde arche une inscription que nous avons rapportée plus haut.

En traversant ce pont, nous quittons l'étranglement des deux plaines que domine la hauteur de Saint-Lizier et nous suivons la route de Saint-Girons. Après avoir fait quelques pas sur cette route, nous prenons le chemin de droite, et nous arrivons au petit village de Lédar, situé sur le bord du Lez. Après avoir visité la petite église et deux jolies fabriques qui animent ce joli petit village, on suit la route le long du Lez et l'on parvient à Saint-Girons, chef-lieu de l'arrondissement.

La ville de Saint-Girons, dont l'origine remonte au XIIᵉ siècle, est assise dans un magnifique bassin auquel aboutissent quatre superbes routes. Des montagnes s'élèvent tout autour en amphithéâtre, et entourent la cité comme de barrières infranchissables. Le Salat la traverse dans toute son étendue, et va rejoindre le Lez au-dessous des dernières maisons. Trois magnifiques ponts bâtis en marbre mettent en communication les deux quartiers de la ville. Le tribunal de première instance, l'église de Saint-Valier et l'ancienne église sont les trois principaux monuments de Saint-Girons. Le couvent des Capucins, aujourd'hui désert, et celui des Dames-de-Nevers méritent notre attention. Aux environs s'offrent les plus beaux paysages des Pyrénées, soit qu'on se dirige vers la route de Seix ou celle de Lacourt, soit qu'on se porte vers l'entrée de la délicieuse vallée de Castillon. La promenade qui est sur les bords du Salat en face le tribunal et celle qui longe le boulevard offrent une perspective admirable. En se plaçant au milieu du pont qui conduit sur la place de la Douane, on peut admirer la ville de Saint-Lizier, qui se présente aux regards attentifs comme un vaste panorama digne du pinceau de Bouton.

Après avoir visité Saint-Girons dans tous ces détails, on rentre à Audinac par la route départementale de Toulouse, et l'on va se reposer agréablement des fatigues de cette courte et facile excursion.

Si l'on désire renouveler de semblables courses, nous en indiquerons une qui aura pour but d'explorer une des plus jolies vallées des Pyrénées : celle de Castillon. Pour l'effectuer, nous n'aurons qu'à nous transporter de nouveau à Saint-Girons, et là, à la jonction du Salat et du Lez, nous suivons la même route qui nous a menés à Lédar. De ce lieu nous voyons s'ouvrir devant nous une gorge formée par des montagnes boisées; à cette gorge commence la fertile vallée de Castillon parsemée de villages.

Vous rencontrez d'abord le joli village d'Aubert assis dans des prairies et ombragé de bois et d'arbres fruitiers. A peu de distance de ses maisons, on rencontre ses carrières de marbre noir si estimé et qui sont en pleine exploitation. Au-dessus des carrières on va visiter la chapelle de Monfaucon, autour de laquelle on découvre çà et là des ossements humains murés et maçonnés. Plus loin, et à quelques pas de distance, se montre le village de Luzenac et son église remarquable par une belle rotonde antique.

Après avoir quitté Luzenac et sur la route départementale, on arrive au village de Moulis. En portant ses regards sur la montagne qui, vers notre droite, domine ce lieu, on aperçoit

4

le château de Moulis et sa chapelle qui s'en détache au-dessus d'un mamelon. Sous les anciens seigneurs, cette chapelle donna lieu à un usage qui, dit-on, s'est conservé de nos jours. A la fête patronale de Moulis, le curé de la paroisse va dire une messe à cet oratoire. Au sortir de l'office, le seigneur du château tenait table ouverte et donnait un repas aux vingt-cinq premiers habitants qui entraient dans son manoir. On festoyait ainsi pendant toute la journée en l'honneur du saint dont on célébrait la fête, et l'on comprend que les invités ne manquaient jamais à accomplir cet usage féodal.

De Moulis à Engomer, la distance n'est que de trois kilomètres environ. En entrant dans le village d'Engomer, la première visite à faire est celle qu'on doit à la forge appartenant aujourd'hui au respectable M. de Gabarrus. Napoléon, voulant établir une manufacture d'armes dans les Pyrénées, avait chois à cet effet le lieu d'Engomer. Depuis cette époque, on y a fondé une forge dont le fer est très estimé. La mine qui l'alimente est transportée de Vic-Dessos, et on lui donne en échange du charbon de bois dont la vallée de Castillon abonde. Le village de Moulis et celui d'Engomer sont les plus riches et les plus peuplés de la vallée de Castillon. Le lieu d'Alan, qui n'est qu'à une médiocre distance d'Engomer, est renommé par sa papeterie, dont les eaux qui descendent de la montagne de Balagué ont fait la plus grande réputation.

Deux côteaux qui rendent la route plus difficile pour les charrois séparent Engomer de Castillon, bâtie sur un plateau à l'entrée des trois vallées de Biros, de Betmale et de la Bellongue. Son nom lui vient de celui de son château (*castellum*). Il est le chef-lieu du canton, et sa population s'élève à peine à douze cents âmes. L'abondance des eaux, la douceur du climat, la quantité de terres végétales, tout, dans cette localité, favorise l'agriculture et y multiplie les récoltes. Aussi ses habitants, qui ont transformé en champs labourés les pentes les plus rapides et les cimes en apparence les plus stériles, sont-ils plutôt agriculteurs qu'industriels.

La plus ancienne antiquité de Castillon est sans contredit la chapelle du Calvaire qui s'élève sur un mamelon qui domine le bourg, et qui anciennement faisait partie du château. On y voit, à gauche du portrail, une pierre représentant un évêque assis entre une crosse et une clef, et portant sur son genou gauche un cartouche avec une inscription en langue moitié latine, moitié romane, et qui paraît pouvoir se traduire ainsi : « *Pierre, prince du siége romain.... En mil... an.* — LACASA FUT FESUR DE L'OEUVRE. »

La petite ville de Castillon, dont la situation est admirable, compte au nombre de ses administrations une brigade de gendarmerie et un bureau de douane ; elle est regardée ainsi comme ville frontière. Centre d'une population nombreuse qui comprend trois grandes vallées, ses marchés et ses foires sont très renommés, ce qui, joint à ses avantages naturels, en fait une ville très prospère et fort riche.

De la ville de Castillon à la vallée de Betmale, la distance n'est pas longue ; celle-ci se trouve vers le sud-est des montagnes qui la séparent du canton d'Oust. Le Betmale, à proprement parler, est plutôt un des affluents de Biros qu'une vallée particulière. Mais, par un concours de circonstances inexplicables, ce coin des Pyrénées est un de ceux qui sont restés les plus isolés et les plus caractéristiques.

Dès qu'on se dirige sur la route de Betmale et avant même d'aborder ses limites naturelles, on est frappé d'abord de son existence qu'on soupçonne à peine. L'entrée de la vallée étant étroite et escarpée, on n'aperçoit son territoire qu'en le foulant aux pieds. On s'étonne alors de sa topographie qui se résume en un lac, en quelques forêts et en une cascade, le tout coupé et accidenté par six villages dont le plus important est Ayet ; sa population est tout au plus de 550 habitants.

Mais ce qui fait remarquer la vallée de Betmale, ce sont les mœurs, c'est le costume de ses habitants, c'est surtout la réputation de beauté qui distingue les Betmalaises. « On peut « voir dans cette vallée, dit le docteur Sentein, telles filles « ou femmes d'une perfection physique assez remarquable « pour que des comparaisons avec le type géorgien et circas- « sien n'eussent point dû les effrayer. » C'est là un fait incon- testable.

Aussi une visite dans la vallée de Betmale ne peut laisser que d'agréables impressions. Il serait inutile d'entrer à ce sujet dans d'autres détails que ceux que nous avons donnés, puis- qu'on peut se les procurer soi-même en se rendant sur les lieux. Nous dirons seulement que pendant l'année 1846 et 1847, cette vallée fut décimée par une épidémie varioleuse qui fit éclater le dévouement de M. le docteur Sentein, de Saint-Girons, inspecteur des eaux d'Audinac, qui fut nommé par M. le sous-préfet pour étudier cette maladie sur les lieux La brochure publiée par M. Sentein offre des aperçus curieux et intéressants sur la nature de cette *petite-vérole* et sur les ra- vages qu'elle fit dans cette vallée.

Dès qu'on a séjourné quelques heures dans la vallée de Bet- male, on revient à Saint-Girons à marche forcée, le chemin étant plus facile à parcourir, puisqu'on descend toujours jus- qu'au chef-lieu de l'arrondissement. Avant de rentrer à Audinac, on peut se reposer à Saint-Girons, où l'on trouve tout le con- fort de la vie. On renvoie au lendemain matin sa prome- nade de retour à l'établissement des bains.

La troisième excursion que les baigneurs peuvent faire et qui n'est pas aussi longue que la précédente, quoique moins pitto- resque, est celle qui a pour but le bassin du Mas-d'Azil. Plus facile à réaliser par les moyens de transport qu'elle offre en prenant pour ligne de parcours la route de Toulouse, elle a encore un intérêt historique qui n'est pas à dédaigner.

Le bassin du Mas-d'Azil commence au sommet de la côte que l'on rencontre, après le lieu de Clermont, sur la route de Saint-Girons à Toulouse. Il paraît alors resserré dans une étroite vallée, enfermée elle-même par des monticules boisés qui bornent de toutes parts son enceinte. C'est dans le fond de cette vallée modeste qu'on aperçoit la petite capitale de ce pays mi-protestant et mi-catholique. On y arrive en descendant une montagne abrupte et à pentes raides.

Le Mas-d'Azil, chef-lieu de canton, situé dans la partie occidentale du département de l'Ariége, à 265 mètres au-dessus du niveau de l'Océan, est assis au milieu de ce vallon resserré, de toutes parts également formé d'une montagne qui ne semble séparée en aucun endroit. On ne voit ni l'entrée ni l'issue d'une petite rivière dont l'eau vive coule dans un canal agréable, et, décrivant un arc de cercle, baigne du sud au nord les murailles de la ville. A la voir serpenter dans la plaine, on dirait que la nature la fait naître et mourir dans le même vallon où son cours n'a qu'environ une demi-lieue d'étendue. A dix minutes de la ville, en remontant vers le sud-ouest, la montagne s'ouvre par le bas des deux côtés et, laissant à l'Arise (1) un vaste passage, forme une grotte immense dont la voûte lisse et unie, soutenue par un pilier naturel, présente aux yeux du contemplateur étonné un spectacle à la fois effrayant et sublime.

La vue de ce souterrain est admirable : ici, une longue galerie ; là, d'étroites et hautes corniches ; ailleurs, des corridors

---

(1) Cette rivière prend naissance dans les montagnes d'Esplas, et se décharge dans la Garonne presqu'en face de Carbonne, après un cours de 12 heures : elle est très poissonneuse.

latéraux dont les profondeurs se cachent dans une nuit impé-
nétrable, et où le fumier des chauves-souris exhale sans cesse
une odeur nauséabonde ; plus loin, un roc en saillie forme un
pont suspendu : à côté, des abîmes dont l'œil mesure avec
effroi la profondeur; et de toutes parts, un bruit sourd et confus,
des grondements solennels et menaçants : c'est l'Arise dans ces
solitudes souterraines, brisant ses eaux contre les énormes
rochers qui gênent son passage.

Cette immense caverne n'est pas moins majestueuse au
dehors qu'au dedans. D'un côté, c'est une ouverture large,
grandiose, tapissée de guirlandes de verdure qui descendent
du haut de la voûte jusqu'à la rivière, et qui agitées par le
vent forment un gracieux spectacle quand le soleil vient le
matin éclairer ce tableau (1). De l'autre côté, l'ouverture est
plus basse, et le rocher, d'une masse plus imposante et plus
horrible, s'élève en amphithéâtre et forme trois galeries, dont
l'une excite la plus grande admiration. C'est un chemin spa-
cieux d'environ 400 mètres de longueur, partout naturellement taillé dans le roc, auquel on a donné le nom de *Solitaire*.
Quelques filets d'eau fraîche suintent de la voûte élevée qui
couvre la galerie : au-dessous, la rivière bouillonne dans des
gouffres qu'elle a creusés dans le roc, se brise et mugit ; coule
enfin dans le vallon, en arrose les prés et les jardins ; puis,
s'enfuyant en silence parmi les arbres nombreux qui bordent
son rivage, elle s'épanche entre deux montagnes si près l'une
de l'autre qu'elles semblent s'unir ensemble.

Quand on visite la grotte, on trouve à l'entrée qui regarde
la ville les restes d'un mur où s'élevait naguère un portail que

---

(1) Cette ouverture a environ 80 mètres de haut sur 48 mètres
70 centimètres de large. L'élévation de la voûte est dans quelques
endroits plus considérable. — DE S. PAUL : *le Mas-d'Azil.*

la main du temps avait dégradé, et que la rage dévastatrice
des hommes a entièrement renversé quand le marteau de la
révolution mutila tant de précieux monuments. La clef de la
voûte sur laquelle étaient sculptées des armoiries qui auraient
rappelé aux générations futures quelques souvenirs, a été placée, il faut le dire à regret, au contre-cœur de la cheminée
d'un pauvre vigneron (1).

Si, quittant cette merveille de la nature, vous poursuivez
la route rapide et tortueuse qui conduit au haut de la côte de
Baudet, vous voyez devant vous, à peu de distance, sur une
montagne hérissée de rochers, les ruines du château de Roque-
brune. N'y allez pas pour interroger les siècles passés, car il
a subi la loi du temps, et de toute son antiquité il ne reste que
de misérables débris. Mais si vous gravissez la montagne, de là
vos regards se reposeront agréablement sur les verdoyantes
prairies de Plagne que rafraîchit la rivière dans son cours
sinueux. C'est presque de toutes parts un horizon resserré,
borné au nord par une chaîne de rochers parallèles à la route
qui s'élèvent perpendiculairement et comme un immense rempart au-dessus du hameau de Mauri ; plus loin, par le hameau
de Rainaude que domine sa chapelle rustique, et d'un autre
côté, par les flancs boisés des montagnes ; mais à l'ouest, la
perspective n'est bornée que par la masse imposante des Pyrénées, dont les sommets lointains laissent apercevoir leurs formes irrégulières au milieu des vapeurs bleuâtres de l'horizon.

---

(1) Le vigneron et les gens âgés en général se souviennent que
des vaches figuraient dans ces armoiries dont il ne reste plus aujour-
d'hui que le monogramme III répété à droite et à gauche de la place
qu'occupait l'écusson qui est entièrement dévoré par le feu. On pense
communément que la construction de ce portail remontait à Jeanne
d'Albret.

Le vallon du Mas-d'Azil est sinon aussi fertile que celui de Plagne, du moins plus varié et plus riant. En effet, les chaînes de rochers qui l'entourent, et dont les dentelures grisâtres sont interrompues par des touffes de buis et de plantes aromatiques ; le fertile vignoble qui couvre la pente de ces montagnes et dont le vin délicat mérite d'être comparé pour la saveur et la finesse aux vins ordinaires de Bourgogne ; les arbres fruitiers qui y croissent en grand nombre , et qui ombragent çà et là de simples cabanes, complètent le tableau le plus intéressant comme le plus pittoresque. Mais que de fois, hélas ! n'a-t-on pas vu, après un violent orage, l'abondance des eaux se précipiter par torrents du haut de ces montagnes, entraîner dans son cours des pierres énormes, arracher du sein de la terre des vignes et des arbres ; ou dégrader par des éboulements dont les dommages ne peuvent être réparés que par des travaux longs et pénibles, ces terres que des murs innombrables soutiennent en amphithéâtre et qui ne doivent leur fertilité qu'aux soins persévérants du laborieux cultivateur.

Le sommet de ces montagnes est couronné par quelques petites maisons dont le site est agréable. Dans la partie ouest, sous de chênes antiques, on trouve une énorme pierre brute qui mérite l'attention des archéologues : elle est élevée en forme d'autel ; sa surface est dégradée par le temps , et ses côtés inégaux dépassent considérablement trois pierres de moyenne grandeur, placées de champ, deux parallèlement et l'autre à angle droit, sur lesquelles elle est appuyée. Quel est le laboureur des campagnes voisines qui ne s'est assis une fois sur cette table pour prendre son modeste repas ? Que de fois ne lui a-t-elle servi pour se mettre à l'abri de l'orage, ou à l'ombre pendant la chaleur du jour ? Et peut-être qu'à des temps reculés, c'était là, sur cette pierre , que les Druides gaulois immolaient à leurs dieux des victimes humaines.

Non loin de là est la grotte de Peyronnar, remarquable par les nombreuses et diverses stalactites qui couronnent sa voûte ; mais ici, comme dans toutes les grottes de ce genre, la main dévastatrice des égoïstes visiteurs vient s'opposer à l'accroissement de ces richesses. Cependant elle n'est point indigne de l'attention et de l'intérêt des amateurs et des curieux. Voyez au milieu de la grotte ce bloc isolé qui s'élève du sol, contemplez sa grandeur et sa forme : ne vous semble-t-il pas que la nature l'ait placé là pour dominer sur ces cavités souterraines ? A des temps de douloureuse mémoire, cette stalagmite prodigieuse servit, dit-on, de chaire à des pasteurs protestants qui expliquaient les doctrines de la Bible à un auditoire nombreux que la crainte des châtiments et l'amour de la prière attiraient dans cette silencieuse retraite.

A l'est de la ville, à une distance de 4 kilomètres et demi, sur le chemin de Gabre, au-delà des sites riants de Castagnés qu'on ne cesserait jamais d'admirer, et où, pendant les chaleurs de l'été, règne une délicieuse fraîcheur ; non loin de cette fertile aunaie et de ces jolies avenues de peupliers d'Italie qui bordent la rivière et le chemin, est une belle et vaste fabrique d'alun dont les produits supérieurs lui assurent un rang distingué parmi les fabriques de ce genre : ils ont figuré avec distinction en 1819 à l'exposition des produits de l'industrie française, et ont mérité à MM. Delpech frères et Compagnie une médaille de bronze qui, depuis, a été rappelée plusieurs fois.

La ville est traversée du nord au sud par la route royale n° 119, dite de Carcassonne à Saint-Girons. Aucun beau monument n'arrête l'attention du voyageur. Le pont jeté sur l'Arise a deux arches en pierre ; il est d'une construction solide. Les maisons sont en général fort anciennes, enfumées, mal bâties, et quelques-unes peu saines à cause de la grande humidité du sol. Il est vrai cependant que le Mas-d'Azil participe aussi au mouvement général, et que plusieurs particuliers remplacent chaque jour de vieilles masures par des maisons saines et commodes. On y compte 1,800 habitants : tous ne suivent pas la même croyance religieuse. Les catholiques et les protestants sont mi-partis ; mais quoique divisés sur le culte, ils sont réunis sur les devoirs.

Il y a peu d'industrie dans le pays : néanmoins on ne peut contester qu'elle n'y fasse quelque progrès. En effet, outre la fabrique d'alun, on voit une forge à la Catalane, qui passe pour la plus belle de l'Ariége ; elle est bâtie près de la grotte. Les roches effrayantes qui la dominent semblent la menacer de l'ensevelir sous leurs ruines. On rentre à l'établissement d'Audinac en suivant la même route et en s'arrêtant, soit à Plagne pour admirer ses vignobles et ses produits, soit à Clermont, qui offre un point de vue admirable, situé qu'il est au bas de la grande côte qui commence auprès d'Audinac et finit à ce dernier village.

Nous terminerons nos promenades aux environs de l'établissement d'Audinac en nous transportant d'abord sur les monts qui avoisinent. Là, en face de nous, est la jolie montagne de Tucan, du sommet de laquelle on domine le bassin que traverse la route de Saint-Girons à Foix. Nous voyons, en effet, en face de nous le village de Baliar, à gauche Lescure, et plus loin celui de Rimont qui s'élève au milieu de prairies et de ruisseaux qui s'étendent à ses pieds. Du côté opposé, apparaît le sommet de Baliar, si ombragé par les hêtres, les chênes qui couronnent sa tête. Arrivé à sa cime, on voit se dérouler un magnifique panorama dont les premiers plans sont, d'un côté, le bassin de Saint-Girons, de l'autre celui de Saint-Lizier, et dans le fond les montagnes du Castillonnais. Enfin, autour de l'établissement se trouvent encore des sites admirables dont la description serait d'autant plus inutile que chaque étranger peut les admirer lui-même à son aise.

L'établissement des bains d'Audinac réunit ainsi tous les agréments et tous les avantages qu'on puisse désirer sous les rapports de la santé, du bien-être et de l'histoire.

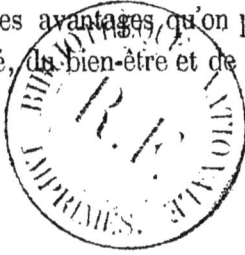

FIN.

TOULOUSE. — Imprimerie du *Midi*, Typographie de Vᵉ Corne, rue des Trois-Renards, 6.

www.ingramcontent.com/pod-product-compliance
Lightning Source LLC
Chambersburg PA
CBHW032305210326
41520CB00047B/2215